Dieta basa plantas

Recetas sabrosas y fáciles para llevar
una vida sana y perder peso
rápidamente

Brittany Oliver

ÍNDICE DE CONTENIDOS

INTRODUCCIÓN

L a dieta basada en plantas es una dieta en la que no se consume carne, pero sí alimentos de origen vegetal. Algunas personas pueden seguir este tipo de dieta por razones morales o por otros motivos relacionados con la salud.

Una dieta basada en plantas puede considerarse como lo opuesto a la dieta paleo, en la que la carne, los huevos y los productos animales están permitidos. Este tipo de dieta puede ser vegana, vegetariana, de alimentos crudos o sin gluten. Una dieta basada en plantas suele ser baja en grasas y alta en fibra y productos frescos como frutas y verduras. Se ha demostrado que ayuda a reducir los niveles de colesterol, a disminuir la presión arterial y a reducir los riesgos de enfermedades cardíacas como la diabetes y los accidentes cerebrovasculares.

Una dieta basada en plantas no contiene carne, lácteos, huevos ni marisco. Las dietas basadas en plantas pueden denominarse específicamente vegetarianas o veganas y también se conocen como flexitarianas, ya que generalmente permiten el consumo ocasional de carne y pescado

Aunque hay pocas investigaciones clínicas a largo plazo sobre la eficacia de seguir una dieta basada en plantas, un estudio de investigación de 2009 publicado en el American Journal of Clinical Nutrition afirmó que: "Las dietas vegetarianas pueden aportar diversos beneficios para la salud en la prevención y el tratamiento de ciertas enfermedades", entre ellas las cardiopatías, el cáncer, la diabetes y la obesidad. También se ha descubierto que se puede alcanzar la ingesta diaria de proteínas necesaria comiendo grandes cantidades de alimentos de origen vegetal en lugar de productos animales.

Existen diferentes puntos de vista sobre el modo en que las dietas basadas en plantas afectan al rendimiento físico. Algunas personas piensan que una dieta vegetariana tendrá un impacto negativo en el rendimiento deportivo. Un estudio de 1998 descubrió que los atletas vegetarianos mostraban un mejor perfil de salud mental que los no vegetarianos. Ha aumentado mucho la venta de productos alimenticios sin carne y el vegetarianismo se está convirtiendo en una corriente principal con el éxito de atletas de alto nivel, como el tenista Novak Djokovic y la golfista Natalie Gulbis, que siguen una dieta vegana.

RECETAS PARA EL DESAYUNO

1. Gofres de jengibre

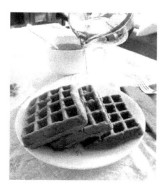

Tiempo de preparación: 30 minutos

Tiempo de cocción: 20 minutos

Porciones: 6

Ingredientes:

- 1 taza de harina de espelta
- 2 cucharaditas de polvo de hornear
- ¼ de cucharadita de sal
- 1 cucharada de semillas de lino molidas
- 1 ½ cucharadita de canela molida
- 2 cucharaditas de jengibre molido
- 4 cucharadas de azúcar de coco
- ¼ de cucharadita de bicarbonato de sodio
- 1½ cucharada de aceite de oliva
- 1 taza de leche no láctea

- 1 cucharada de vinagre de sidra de manzana
- 2 cucharadas de melaza negra

Direcciones:

1. Coge una gofrera, engrásala generosamente y precaliéntala. Coge un bol grande y añade los ingredientes secos. Revuelva bien.
2. Poner los ingredientes húmedos en otro bol y remover hasta que se combinen. Revuelva los ingredientes secos y húmedos hasta que se combinen.
3. Verter la mezcla en la gofrera y cocinar a temperatura media durante 20 minutos. Abrir con cuidado y retirar. Servir y disfrutar.

Nutrición: Calorías: 173 Grasas: 5g Carbohidratos: 29g Proteínas: 3g

2. Muffins de desayuno con tostadas de arándanos

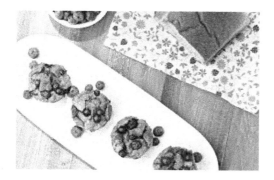

Tiempo de preparación: 20 minutos

Tiempo de cocción: 25 minutos

Porciones: 12

Ingredientes:

- 1 taza de leche vegetal sin azúcar
- 1 cucharada de linaza molida
- 1 cucharada de harina de almendra
- 1 cucharada de jarabe de arce
- 1 cucharadita de extracto de vainilla
- 1 cucharadita de canela
- 2 cucharaditas de levadura nutricional
- ¾ de taza de arándanos congelados
- 9 rebanadas de pan blando
- ¼ de taza de avena
- 1/3 de taza de nueces crudas
- ¼ de taza de azúcar de coco
- 3 cucharadas de mantequilla de coco, a temperatura ambiente
- 1/8 cucharadita de sal marina

- 9 rebanadas de pan, cada una cortada en 4

Direcciones:

1. Precaliente su horno a 370°F y engrase un molde para magdalenas. Colócalo a un lado. Busca un bol mediano y añade las semillas de lino, la harina de almendra, la levadura nutricional, el sirope de arce, la leche, la vainilla y la canela.
2. Mezclar bien con un tenedor y meter en la nevera. Coge tu procesador de alimentos y añade los ingredientes de la cobertura (excepto la mantequilla de coco).
3. Añade la mantequilla y vuelve a batir. Coge tu molde para magdalenas y añade una cucharadita de la masa de lino y canela en el fondo de cada espacio.
4. Añade un cuadrado de pan, luego cubre con 5-6 arándanos. Espolvorear con 2 cucharaditas del crumble, y luego cubrir con otro trozo de pan.
5. Colocar 5-6 arándanos más sobre el pan, espolvorear con más de la cobertura y luego añadir el otro trozo de pan.
6. Añade una cucharada de la mezcla de lino y canela por encima y añade un par de arándanos por encima.
7. Meter en el horno y cocinar durante 20-25 minutos hasta que la parte superior empiece a dorarse. Sirve y disfruta.

Nutrición: Calorías: 132g Grasas: 5g Carbohidratos: 14g Proteínas: 3g

3. Tostadas de garbanzos a la griega

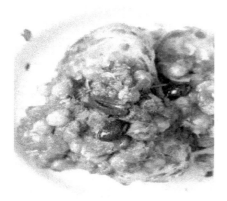

Tiempo de preparación: 25 minutos

Tiempo de cocción: 5 minutos

Raciones: 2

Ingredientes:

- 2 cucharadas de aceite de oliva
- 3 chalotas pequeñas, picadas finamente
- 2 dientes de ajo grandes, finamente picados
- ¼ de cucharadita de pimentón ahumado
- ½ cucharadita de pimentón dulce
- ½ cucharadita de canela
- ½ cucharadita de sal
- ½-1 cucharadita de azúcar, al gusto
- Pimienta negra, al gusto
- 1 lata de 14oz. de tomates ciruela pelados
- 2 tazas de garbanzos cocidos

- 4-6 rebanadas de pan crujiente, tostadas
- Perejil y eneldo frescos
- Aceitunas Kalamata sin hueso

Direcciones:

1. Poner una sartén a fuego medio y añadir el aceite. Añade las chalotas a la sartén y cocínalas durante cinco minutos. Añade el ajo y cocina hasta que esté listo, luego añade las otras especias a la sartén.
2. Remover bien y añadir los tomates. Bajar el fuego y cocer a fuego lento hasta que la salsa espese. Añadir los garbanzos y calentar. Sazona con azúcar, sal y pimienta, y sirve y disfruta.

Nutrición: Calorías: 709g Grasas: 12g Carbohidratos: 23g Proteínas: 19g

4. Tortilla de garbanzos esponjosa

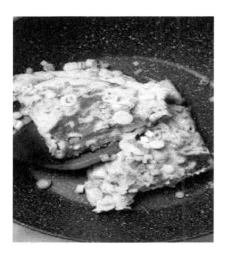

Tiempo de preparación: 5 minutos

Tiempo de cocción: 12 minutos

Porciones: 1

Ingredientes:

- ¼ de taza de harina de besan
- 1 cucharada de levadura nutricional
- ½ cucharadita de poder de hornear
- ¼ de cucharadita de cúrcuma
- ½ cucharadita de cebollino picado
- ¼ de cucharadita de ajo en polvo
- 1/8 cucharadita de pimienta negra
- ½ cucharadita de sustituto de huevo Ener-G
- ¼ de taza + 1 cucharada de agua
- Hojas verdes, arrancadas con las manos

- Verduras
- Salsa
- Ketchup
- Salsa picante
- Perejil

Direcciones:

1. Coge un bol mediano y combina todos los ingredientes excepto las verduras y los vegetales. Deje reposar durante cinco minutos. Coloca una sartén a fuego medio y añade el aceite.
2. Vierta la masa en la sartén, extiéndala y cocínela durante 3-5 minutos hasta que los bordes se despeguen de la sartén. Añade las verduras y las hortalizas de tu elección, y luego dobla la tortilla.
3. Cocinar durante 2 minutos más y colocar en un plato. Servir con la cobertura de su elección. Sirve y disfruta.

Nutrición: Calorías: 439 Grasas: 8g Carbohidratos: 35g Proteínas: 12g

5. Tostada de humus fácil

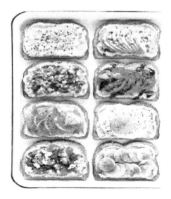

Tiempo de preparación: 10 minutos

Tiempo de cocción: 10 minutos

Porciones: 1

Ingredientes:

- 2 rebanadas de pan de trigo germinado
- ¼ de taza de humus
- 1 cucharada de semillas de cáñamo
- 1 cucharada de semillas de girasol tostadas sin sal

Direcciones:

1. Empieza por tostar el pan. Cubre con el hummus y las semillas, ¡y a comer!

Nutrición: Calorías: 316 Grasas: 16g Carbohidratos: 13g Proteínas: 18g

6. Tarta de avena y zanahoria

Tiempo de preparación: 5 minutos

Tiempo de cocción: 10 minutos

Raciones: 2

Ingredientes:

- 1 taza de agua
- ½ cucharadita de canela
- 1 taza de copos de avena
- Sal
- ¼ de taza de pasas
- ½ taza de zanahorias ralladas
- 1 taza de leche no láctea
- ¼ de cucharadita de pimienta de Jamaica
- ½ cucharadita de extracto de vainilla

Coberturas:

- ¼ de taza de nueces picadas
- 2 cucharadas de jarabe de arce
- 2 cucharadas de coco rallado

Direcciones:

1. Poner una olla pequeña a fuego lento y llevar la leche no láctea, la avena y el agua a fuego lento. Ahora, añade las zanahorias, el extracto de vainilla, las pasas, la sal, la canela y la pimienta de Jamaica.

2. Tienes que cocer a fuego lento todos los ingredientes, pero no te olvides de removerlos. Sabrás que están listos cuando el líquido se haya absorbido por completo en todos los ingredientes (en unos 7-10 minutos).

3. Pasar el plato espesado a cuencos. Puede cubrirlos con coco o nueces. Este nutritivo cuenco te permitirá arrancar el día.

Nutrición: Calorías: 210 Grasas: 11g Carbohidratos: 42g Proteínas: 4g

7. Avena nocturna de mantequilla de almendras y plátano

Tiempo de preparación: 5 minutos

Tiempo de cocción: 10 minutos

Raciones: 2

Ingredientes:

- ½ taza de copos de avena
- 1 taza de leche de almendras
- 1 cucharada de semillas de chía
- ¼ de cucharadita de extracto de vainilla
- ½ cucharadita de canela molida
- 1 cucharada de miel o jarabe de arce
- 1 plátano en rodajas
- 2 cucharadas de mantequilla de almendra natural

Direcciones:

1. Poner la avena, la leche, las semillas de chía, la vainilla, la canela y la miel en un bol grande. Remueve para combinar, y luego divide la mitad de la mezcla entre dos cuencos.
2. Cubrir con el plátano y la mantequilla de cacahuete y añadir el resto de la mezcla. Tápalo y mételo en la nevera toda la noche. Sirve y disfruta.

Nutrición: Calorías: 227 Grasas: 11g Carbohidratos: 35g Proteínas: 7g

8. Parfait de desayuno de melocotón y semillas de chía

Tiempo de preparación: 5 minutos

Tiempo de cocción: 10 minutos

Porciones: 4

Ingredientes:

- ¼ de taza de semillas de chía
- 1 cucharada de jarabe de arce puro
- 1 taza de leche de coco
- 1 cucharadita de canela molida
- 3 melocotones medianos, cortados en dados pequeños
- 2/3 de taza de granola

Direcciones:

1. Busca un bol pequeño y añade las semillas de chía, el sirope de arce y la leche de coco. Remueve bien, luego tapa y mete en la nevera durante al menos una hora.
2. Busca otro bol, añade los melocotones y espolvorea con la canela. Aparta a un lado. A la hora de servir, coge dos vasos y vierte la mezcla de chía entre los dos.
3. Espolvorear la granola por encima, reservando una pequeña cantidad a un lado para usarla para decorar más tarde. Cubrir con los melocotones y la granola reservada y servir.

Nutrición: Calorías: 260 Grasas: 13g Carbohidratos: 22g Proteínas: 6g

9. Tostada de aguacate con judías blancas

Tiempo de preparación: 5 minutos

Tiempo de cocción: 6 minutos

Porciones: 4

Ingredientes:

- ½ taza de alubias blancas enlatadas, escurridas y enjuagadas
- 2 cucharaditas de pasta de tahina
- 2 cucharaditas de zumo de limón
- ½ cucharadita de sal
- ½ aguacate, pelado y sin hueso
- 4 rebanadas de pan integral tostado
- ½ taza de tomates uva, cortados por la mitad

Direcciones:

1. Coge un bol pequeño y añade las alubias, el tahini, ½ del zumo de limón y ½ de la sal. Tritura con un tenedor. Coge otro bol y añade el aguacate y el resto del zumo de limón y la sal. Tritura todo junto.
2. Coloca el pan tostado en una superficie plana y añade el puré de judías, extendiéndolo bien. Cubra con el aguacate y los tomates cortados en rodajas, luego sirva y disfrute.

Nutrición: Calorías: 140 Grasas: 5g Carbohidratos: 13g
Proteínas: 5g

10. Barra de desayuno de avena y mantequilla de cacahuete

Tiempo de preparación: 10 minutos

Tiempo de cocción: 0 minutos

Porciones: 8

Ingredientes:

- 1 ½ tazas de dátiles sin hueso
- ½ taza de mantequilla de cacahuete
- ½ taza de avena arrollada a la antigua

Direcciones:

1. Engrasa un molde para hornear y déjalo a un lado. Coge el robot de cocina, añade los dátiles y bátelos hasta que estén picados.
2. Añadir la mantequilla de cacahuete y la avena y pulsar. Colóquelo en el molde y métalo en el frigorífico o en el congelador hasta que se cuaje. Servir y disfrutar.

Nutrición: Calorías: 232 Grasas: 9g Carbohidratos: 32g Proteínas: 8g

ALMUERZO

11. Risotto de calabaza

Tiempo de preparación: 5 minutos

Tiempo de cocción: 20 minutos

Porciones: 4

Ingredientes:

- 1 taza de arroz Arborio
- ½ taza de calabaza cocida y picada
- 1/2 taza de champiñones
- 1 costilla de apio, cortada en dados
- ½ cebolla blanca mediana, pelada y picada
- ½ cucharadita de ajo picado
- ½ cucharadita de sal
- 1/3 de cucharadita de pimienta negra molida
- 1 cucharada de aceite de oliva
- ½ cucharada de mantequilla de coco
- 1 taza de puré de calabaza
- 2 tazas de caldo de verduras

Direcciones:

1. Tome una cacerola mediana, póngala a fuego medio, añada el aceite y, cuando esté caliente, agregue la cebolla y el apio, incorpore el ajo y cocine durante 3 minutos hasta que la cebolla comience a ablandarse.

2. Poner los champiñones, aromatizar con sal y pimienta negra, y cocinar durante 5 minutos.

3. Añade el arroz, vierte el puré de calabaza y, a continuación, vierte poco a poco el caldo hasta que el arroz haya absorbido todo el líquido y se haya ablandado.

4. Añade la mantequilla, retira la sartén del fuego, remueve hasta que la mezcla esté cremosa y sirve.

Nutrición: Cal 218,5 Grasa 5,2 g Hidratos de carbono 32,3 g Proteína 6,3 g

12. Pan de mozzarella con ajo

Tiempo de preparación: 15 minutos

Tiempo de cocción: 50 minutos

Porciones: 8

Ingredientes:

- 1 taza de mozzarella
- 1 taza de harina de almendra
- ½ cebolla mediana (picada)
- 4 cucharadas de linaza molida
- 3 cucharadas de aceite de oliva
- ½ taza de agua
- 1 cucharada de hierbas italianas
- ½ cucharadita de levadura en polvo
- 2 dientes de ajo (picados)
- Opcional: ¼ de taza de aceitunas negras

Direcciones:

1. Calienta el horno a 350°F/175°C y forra un molde grande para pan con papel pergamino.
2. Combine el agua con la linaza molida en un tazón pequeño. Deja la linaza en remojo durante unos 10 minutos.
3. Ponga las semillas remojadas en un procesador de alimentos con todos los demás ingredientes, y pulse hasta que se combinen en una masa suave.

4. Vierta la masa en el molde para pan y deje que la mezcla repose durante unos minutos. Introduce el molde en el horno y hornea el pan durante 50 minutos, hasta que esté firme y dorado por encima.
5. Saque el molde del horno y deje que el pan se enfríe completamente. Pasa el pan a la tabla de cortar y córtalo en 8 rebanadas. Sirve y disfruta.

Nutrición: Calorías: 256 Carbohidratos: 4,2 g Grasas: 23,5 g Proteínas: 6,6 g

13. Pan de parmesano con trufa

Tiempo de preparación: 15 minutos

Tiempo de cocción: 50 minutos

Porciones: 8

Ingredientes:

- 1 taza de queso parmesano trufado
- 1 taza de harina de almendra
- ½ taza de champiñones (cortados en dados)
- 2 cucharadas de salsa de soja
- ½ cebolla mediana (finamente picada)
- ½ taza de linaza molida
- 4 cucharadas de aceite de oliva
- ½ taza de agua
- 1 cucharadita de tomillo seco
- 1 cucharadita de albahaca seca
- 1 cucharadita de pimienta negra
- ½ cucharadita de levadura en polvo

Direcciones:

1. Calienta el horno a 350°F/175°C y forra un molde grande para pan con papel pergamino.
2. Combine el agua con la linaza molida en un tazón pequeño. Deja la linaza en remojo durante unos 10 minutos.

3. Mientras tanto, pon una sartén mediana a fuego medio-alto y añade una cucharada de aceite de oliva.

4. Cuando el aceite esté caliente, añada a la sartén la cebolla picada, los champiñones y la salsa de soja y saltee hasta que los champiñones y la cebolla se hayan ablandado.

5. Ponga la linaza, los ingredientes salteados y todos los demás ingredientes en un procesador de alimentos y pulse hasta que todos los ingredientes se combinen en una mezcla suave.

6. Poner la masa en el molde para pan y dejar que la mezcla repose durante unos minutos.

7. Introduce el molde en el horno y hornea el pan durante unos 50 minutos, hasta que esté firme y dorado por encima. Saque el molde del horno y deje que el pan se enfríe por completo.

8. Pasa el pan a tu tabla de cortar y córtalo en 8 rebanadas. Sírvelo caliente o frío y disfrútalo.

Nutrición: Calorías: 296 Carbohidratos: 5 g. Grasas: 26,9 g. Proteínas: 7,7 g.

14. Ensalada de parmesano con trufa

Tiempo de preparación: 15 minutos

Tiempo de cocción: 0 minutos

Porciones: 4

Ingredientes:

- 4 tazas de col rizada (picada)
- ½ taza de queso parmesano trufado
- 1 cucharadita de mostaza de Dijon
- 2 cucharadas de aceite de oliva
- 2 cucharadas de zumo de limón
- Sal y pimienta al gusto
- Opcional: 2 cucharadas de agua

Direcciones:

1. Enjuague la col rizada con agua fría, luego escúrrala y póngala en un bol grande. En un tazón mediano, mezcle el resto de los ingredientes en un aderezo. Vierta el aderezo sobre la col rizada y remueva suavemente para cubrir la col rizada de manera uniforme.
2. Transfiera el recipiente grande a la nevera y deje que la ensalada se enfríe hasta una hora, lo que garantizará un mejor sabor. Como alternativa, la ensalada puede servirse de inmediato. Que aproveche!

Nutrición: Calorías: 199 Carbohidratos: 8,5 g. Grasas: 16,6 g. Proteínas: 3,5 g.

15. Ensalada de anacardos Siam

Tiempo de preparación: 15 minutos

Tiempo de cocción: 0 minutos

Porciones: 4

Ingredientes:

Ensalada:

- 4 tazas de espinacas tiernas (enjuagadas y escurridas)
- ½ taza de col roja encurtida

Vestirse:

- Un trozo de jengibre de 2,5 centímetros (finamente picado)
- 1 cucharadita de pasta de ajo y chile
- 1 cucharada de salsa de soja
- ½ cucharada de vinagre de arroz
- 1 cucharada de aceite de sésamo
- 3 cucharadas de aceite de aguacate

Coberturas:

- ½ taza de anacardos crudos (sin sal)
- Opcional: ¼ de taza de cilantro fresco (picado)

Direcciones:

1. Poner las espinacas y la lombarda en un bol grande. Mezclar para combinar y dejar la ensalada a un lado.

2. Tostar los anacardos en una sartén a fuego medio-alto, removiendo de vez en cuando hasta que se doren. Debería llevar unos 3 minutos. Apagar el fuego y apartar la sartén.

3. Mezclar todos los ingredientes del aliño en un bol mediano y utilizar una cuchara para mezclarlos hasta conseguir un aliño suave. Vierte el aliño sobre la ensalada de espinacas y cubre con los anacardos tostados.

4. Mezcle la ensalada para combinar todos los ingredientes y transfiera el bol grande a la nevera. Deje que la ensalada se enfríe hasta una hora, lo que garantizará un mejor sabor.

5. Como alternativa, la ensalada puede servirse de inmediato, coronada con el cilantro opcional. Que aproveche!

Nutrición: Calorías: 236 Carbohidratos: 6,1 g. Grasas: 21,6 g. Proteínas: 4,2 g.

16. Hummus de aguacate y coliflor

Tiempo de preparación: 45 minutos

Tiempo de cocción: 20-25 minutos

Porciones: 2

Ingredientes:

- 1 coliflor mediana (sin tallo y picada)
- 1 aguacate Hass grande (pelado, sin hueso y picado)
- ¼ de taza de aceite de oliva virgen extra
- 2 dientes de ajo
- ½ cucharada de zumo de limón
- ½ cucharadita de cebolla en polvo
- Sal marina
- pimienta negra molida
- 2 zanahorias grandes (peladas y cortadas en forma de patatas fritas, o utilizar patatas fritas de zanahoria crudas compradas en la tienda)
- Opcional: ¼ de taza de cilantro fresco (picado)

Direcciones:

1. Calentar el horno a 450°F/220°C, y forrar una bandeja de horno con papel de aluminio. Poner la coliflor picada en la bandeja de horno y rociar con 2 cucharadas de aceite de oliva.

2. Asar la coliflor picada en el horno durante 20-25 minutos, hasta que se dore ligeramente. Retira la bandeja del horno y deja que la coliflor se enfríe.
3. Añada todos los ingredientes -excepto las zanahorias y el cilantro fresco opcional- a un procesador de alimentos o a una batidora, y mézclelos hasta obtener un hummus suave.
4. Pasa el hummus a un bol mediano, tápalo y mételo en la nevera durante al menos 30 minutos.
5. Saca el hummus de la nevera y, si lo deseas, añádele el cilantro picado opcional y más sal y pimienta al gusto; sírvelo con las patatas fritas de zanahoria, ¡y a disfrutar!

Nutrición: Calorías: 416 Carbohidratos: 8,4 g. Grasas: 40,3 g. Proteínas: 3,3 g.

17. Zoodles crudos con aguacate y nueces

Tiempo de preparación: 15 minutos

Tiempo de cocción: 0 minutos

Raciones: 2

Ingredientes:

- 1 calabacín mediano (espiralizado en zoodles o cortado en rodajas finas)
- 1½ tazas de albahaca
- 1/3 de taza de agua
- 5 cucharadas de piñones
- 2 cucharadas de zumo de limón
- 1 aguacate mediano (pelado, sin hueso y en rodajas)
- Opcional: 2 cucharadas de aceite de oliva
- 6 tomates cherry amarillos (cortados por la mitad)
- Opcional: 6 tomates cherry rojos (cortados por la mitad)
- Sal marina y pimienta negra al gusto

Direcciones:

1. Añada la albahaca, el agua, las nueces, el zumo de limón, las rodajas de aguacate, el aceite de oliva opcional (si lo desea), la sal y la pimienta a una batidora. Bata los ingredientes hasta obtener una mezcla homogénea. Añadir más sal y pimienta al gusto y volver a batir.

2. Dividir la salsa y los fideos de calabacín entre dos cuencos medianos para servir, y combinar en cada uno.
3. Cubra las mezclas con los tomates cherry amarillos cortados por la mitad y los tomates cherry rojos opcionales (si lo desea); ¡sirva y disfrute!
4. También se pueden guardar los zoodles en la nevera en un recipiente hermético y consumirlos antes de 2 días.

Nutrición: Calorías: 317 Carbohidratos: 7,4 g. Grasa: 28,1 g. Proteínas: 7,2 g.

18. Sushi de coliflor

Tiempo de preparación: 15 minutos

Tiempo de cocción: 0 minutos

Porciones: 4

Ingredientes:

Base de Sushi:

- 6 tazas de flores de coliflor (o un paquete de 15 onzas de arroz de coliflor)
- ½ taza de queso vegano
- 1 cebolleta mediana (cortada en dados)
- 4 hojas de nori
- Sal marina y pimienta al gusto
- 1 cucharada de vinagre de arroz o vinagre de sushi
- Opcional: 1 diente de ajo mediano (picado)

Relleno:

- 1 aguacate Hass mediano (pelado y en rodajas)
- ½ pepino mediano (sin piel, en rodajas)
- 4 espárragos
- Opcional: un puñado de setas enoki

Direcciones:

1. Ponga los ramilletes de coliflor en su procesador de alimentos o batidora. Pulse los ramilletes hasta obtener

una sustancia similar al arroz. Si utiliza arroz de coliflor ya preparado, añádalo a la batidora.

2. Añade el queso vegano, las cebolletas y el vinagre al procesador de alimentos o a la batidora. Añade sal y pimienta al gusto y bate todo hasta obtener una mezcla homogénea.

3. Pruebe y ponga más vinagre, sal o pimienta al gusto. Añade el diente de ajo picado opcional a la batidora y vuelve a pulsar durante unos segundos.

4. Coloca las hojas de nori y reparte la mezcla de arroz de coliflor de manera uniforme entre las hojas. Asegúrate de dejar al menos 5 cm de los bordes superior e inferior vacíos.

5. Coloque una o más combinaciones de múltiples ingredientes de relleno a lo largo del centro de la mezcla de arroz extendida. Experimente con diferentes ingredientes por hoja de nori para obtener el mejor sabor.

6. Enrolle bien cada hoja de nori. Sirve el sushi como un rollo de nori o corta cada rollo en trozos de sushi. Sírvelo enseguida con una pequeña cantidad de wasabi, jengibre encurtido y salsa de soja.

Nutrición: Calorías: 189 Carbohidratos: 7,6 g. Grasa: 14,4 g. Proteínas: 6,1 g.

19. Ensalada de espinacas y puré de tofu

Tiempo de preparación: 15 minutos

Tiempo de cocción: 0 minutos

Porciones: 4

Ingredientes:

- 2 bloques de 8 onzas de tofu firme (escurrido)
- 4 tazas de hojas de espinacas baby
- 4 cucharadas de mantequilla de anacardo
- 1½ cucharadas de salsa de soja
- Un trozo de jengibre de 2,5 centímetros (finamente picado)
- 1 cucharadita de pasta de miso roja
- 2 cucharadas de semillas de sésamo
- 1 cucharadita de ralladura de naranja ecológica
- 1 cucharadita de copos de nori
- Opcional: 2 cucharadas de agua

Direcciones:

1. En un bol grande, combinar el tofu triturado con las hojas de espinacas. Mezcle el resto de los ingredientes en otro bol pequeño y, si lo desea, añada el agua opcional para obtener un aliño más suave.
2. Vierta este aderezo sobre el tofu triturado y las hojas de espinacas. Transfiera el bol a la nevera y deje que la ensalada se enfríe hasta una hora. Hacerlo así

garantizará un mejor sabor. O bien, la ensalada puede servirse de inmediato. Que la disfrutes!

Nutrición: Calorías: 166 Carbohidratos: 5,5 g. Grasa: 10,7 g. Proteínas: 11,3 g.

20. Pan de almendras al curry Keto

Tiempo de preparación: 15 minutos

Tiempo de cocción: 0 minutos

Raciones: 2

Ingredientes:

- ½ taza de harina de almendras (o de coco)
- ¼ de taza de leche de almendras
- ¼ de taza de linaza molida
- 2 cucharadas de aceite de coco
- 2 cucharadas de pasta de curry rojo
- ½ cucharadita de sal
- ½ cucharadita de azúcar de caña (o stevia en polvo)
- 2 hojas de lima kaffir (picadas)
- 2 cucharaditas de jengibre seco (o fresco, picado)
- Opcional: ¼ de taza de agua
- Opcional: 4 cucharadas de copos de coco

Direcciones:

1. Forrar una bandeja para hornear con papel pergamino. Mezcla la leche de almendras con el azúcar, la sal y las semillas de lino molidas en un bol mediano. Remueve bien y deja que repose durante 10 minutos.
2. Añadir la harina, las hojas de lima kaffir y el jengibre al bol. Incorporar todos los ingredientes con las manos o

con una batidora eléctrica. Añadir un poco de agua opcional para facilitar la mezcla.

3. Divida la masa en dos trozos y aplástelos en la bandeja del horno. Engrasa ambos lados de la masa con aceite de coco y aplica una cucharada de pasta de curry rojo en la parte superior de cada pan aplanado.

4. Dejar reposar los trozos de pan durante una hora a temperatura ambiente. Calentar el horno a 400°F / 200°C. Hornear el pan durante unos 15 minutos, hasta que se dore por encima.

5. Cubra el pan con los copos de coco opcionales. Sirve y disfruta.

Nutrición: Calorías: 372 Carbohidratos: 5,1 g. Grasa: 34,7 g. Proteínas: 8,3 g.

CENA

21. Seitán mongol (carne de mongol vegana)

Tiempo de preparación: 15 minutos

Tiempo de cocción: 9 minutos

Porciones: 6

Ingredientes:

- 2 cucharadas + 2 cucharaditas de aceite vegetal
- 3 dientes de ajo picados
- 1/2 cucharadita de jengibre picado
- 1/3 de cucharadita de copos de pimienta roja
- 1/2 taza de salsa de soja
- 2 cucharaditas de almidón de maíz
- 2 cucharadas de agua fría
- 1/2 taza + 2 cucharadas de azúcar de coco
- 1 libra de seitán casero
- Arroz cocido, para servir

Direcciones:

1. Calentar 2 cucharaditas de aceite vegetal en una sartén a fuego medio. Añadir el ajo y el jengibre y mezclar bien. Añade las escamas de pimiento rojo después de 30 segundos y cocina durante 1 minuto.

2. Añadir el azúcar de coco y la salsa de soja y mezclar bien. Reduce el fuego a medio-bajo y cocina durante 7 minutos.

3. Mezclar la maicena con el agua y añadirla a la sartén y mezclarla bien. Cocinar durante 3 minutos, reducir el fuego al mínimo y cocinar a fuego lento.

4. Calentar el aceite restante en una sartén a fuego medio-alto. Añadir el seitán y cocinar durante 5 minutos.

5. Bajar el fuego y añadir la salsa a la sartén. Mezclar bien para cubrir cada pieza de seitán y cocinar hasta que toda la salsa se adhiera. Retirar del fuego. Servir con arroz.

Nutrición: Calorías: 324 Carbohidratos: 33g Grasas: 8g Proteínas: 29g

22. Salteado de brócoli y judías negras

Tiempo de preparación: 15 minutos

Tiempo de cocción: 10 minutos

Porciones: 6

Ingredientes:

- 4 tazas de ramilletes de brócoli
- 2 tazas de frijoles negros cocidos
- 1 cucharada de aceite de sésamo
- 4 cucharaditas de semillas de sésamo
- 2 dientes de ajo finamente picados
- 2 cucharaditas de jengibre finamente picado
- Una pizca grande de escamas de chile rojo
- Una pizca de cúrcuma en polvo
- Sal al gusto
- Zumo de lima al gusto (opcional)

Direcciones:

1. Cocer el brócoli al vapor durante 6 minutos. Escurre y reserva. Caliente el aceite de sésamo en su sartén grande a fuego medio.
2. Añadir las semillas de sésamo, los copos de chile, el jengibre, el ajo, la cúrcuma en polvo y la sal. Saltear durante un par de minutos.

3. Añade el brócoli y las judías negras y saltea hasta que esté bien caliente. Rociar con zumo de lima y servir caliente.

Nutrición: Calorías: 306 Carbohidratos: 8g Grasas: 16g Proteínas: 31g

23. Pimientos rellenos

Tiempo de preparación: 15 minutos

Tiempo de cocción: 15 minutos

Porciones: 8

Ingredientes:

- 2 latas de frijoles negros (15 oz), escurridos y enjuagados
- 2 tazas de tofu, prensado, desmenuzado
- 3/4 de taza de cebollas verdes, cortadas en rodajas finas
- 1/2 taza de cilantro fresco picado
- 1/4 de taza de aceite vegetal
- 1/4 de taza de zumo de lima
- 3 dientes de ajo, finamente picados
- 1/2 cucharadita de sal
- 1/2 cucharadita de chile en polvo
- 8 pimientos grandes, cortados por la mitad a lo largo y sin pepitas
- 3 tomates romanos, cortados en dados

Direcciones:

1. Mezclar en un bol todos los ingredientes, excepto los pimientos, para hacer el relleno. Rellenar los pimientos con esta mezcla.

2. Corte 8 hojas de aluminio de tamaño 18 x 12 pulgadas. Coloque 2 mitades en cada papel de aluminio. Sellar los pimientos de forma que quede un hueco en los lados.
3. Asar a fuego directo durante 15 minutos. Espolvorear con un poco de cilantro y servir.

Nutrición: Calorías: 243 Carbohidratos: 28g Grasas: 7g Proteínas: 19g

24. Tofu dulce y picante

Tiempo de preparación: 15 minutos

Tiempo de cocción: 30 minutos

Porciones: 8

Ingredientes:

- 14 onzas de tofu extra firme; presione el exceso de líquido y córtelo en cubos.
- 3 cucharadas de aceite de oliva
- 2 ó 3 dientes de ajo picados
- 4 cucharadas de salsa sriracha o cualquier otra salsa picante
- 2 cucharadas de salsa de soja
- 1/4 de taza de salsa de chile dulce
- 5-6 tazas de verduras mixtas de su elección (como zanahorias, coliflor, brócoli, patatas, etc.)
- Sal al gusto (opcional)

Direcciones:

1. Poner una sartén antiadherente a fuego medio-alto. Añade 1 cucharada de aceite. Cuando el aceite esté caliente, añada el ajo y las verduras mixtas y saltéelas hasta que estén crujientes y tiernas. Retirar y reservar.
2. Volver a poner la sartén al fuego. Añade 2 cucharadas de aceite. Cuando el aceite esté caliente, añade el tofu y

saltéalo hasta que esté dorado. Añadir las verduras salteadas. Mezclar bien y retirar del fuego.

3. Haz una mezcla de salsas mezclando todas las salsas en un bol pequeño. Sirve las verduras salteadas y el tofu con la salsa.

Nutrición: Calorías: 270 Carbohidratos: 41g Grasas: 10g Proteínas: 12g

25. Berenjena y champiñones en salsa de cacahuetes

Tiempo de preparación: 15 minutos

Tiempo de cocción: 25 minutos

Porciones: 6

Ingredientes:

- 4 berenjenas japonesas cortadas en rodajas redondas de 1 pulgada de grosor
- 3/4 de libra de setas shiitake, sin los tallos, cortadas por la mitad
- 3 cucharadas de mantequilla de cacahuete suave
- 2 1/2 cucharadas de vinagre de arroz
- 1 1/2 cucharadas de salsa de soja
- 1 1/2 cucharadas de jengibre fresco pelado, rallado finamente
- 1 1/2 cucharadas de azúcar moreno ligero
- Sal gruesa al gusto
- 3 cebolletas, cortadas en trozos de 2 pulgadas, en rodajas finas a lo largo

Direcciones:

1. Colocar las berenjenas y los champiñones en una vaporera. Cocine al vapor las berenjenas y los champiñones hasta que estén tiernos. Páselos a un bol.

Poner la mantequilla de cacahuete y el vinagre en un bol pequeño y batir.

2. Añadir el resto de los ingredientes y batir bien. Añada esto al bol de las rodajas de berenjena. Añada las cebolletas y mezcle bien. Sirva caliente.

Nutrición: Calorías: 104 Carbohidratos: 11g Grasas: 6g Proteínas: 4g

26. Salteado de judías verdes

Tiempo de preparación: 15 minutos

Tiempo de cocción: 15 minutos

Raciones: 6-8

Ingredientes:

- 1 1/2 libras de judías verdes, ensartadas, cortadas en trozos de 1 ½ pulgadas
- 1 cebolla grande, cortada en rodajas finas
- 4 anís estrellado (opcional)
- 3 cucharadas de aceite de aguacate
- 1 1/2 cucharadas de salsa tamari o salsa de soja
- Sal al gusto
- 3/4 de taza de agua

Direcciones:

1. Poner un wok a fuego medio. Añade el aceite. Cuando el aceite esté caliente, añada las cebollas y saltéelas hasta que estén translúcidas.
2. Añadir las alubias, el agua, la salsa tamari y el anís estrellado y remover. Tapar y cocinar hasta que las judías estén tiernas.
3. Destapar, añadir sal y subir el fuego a alto. Cocinar hasta que el agua se seque en el wok. Remover un par de veces mientras se cocina.

Nutrición: Calorías: 95 Carbohidratos: 11g Grasas: 5g
Proteínas: 3g

27. Col rizada y tofu

Tiempo de preparación: 15 minutos

Tiempo de cocción: 10 minutos

Porciones: 4

Ingredientes:

- 2 libras de berza, enjuagada y picada
- 1 taza de agua
- 1/2 libra de tofu, picado
- Sal al gusto
- Pimienta en polvo al gusto
- Guindilla roja triturada al gusto

Dirección:

1. Poner una sartén grande a fuego medio-alto. Añada aceite. Poner el tofu y cocinar hasta que se dore. Añadir el resto de los ingredientes y mezclar bien. Cocinar hasta que las verduras se marchiten y estén casi secas.

Nutrición: Calorías: 49 Carbohidratos: 9g Grasa: 1g Proteína: 4g

28. Cassoulet

Tiempo de preparación: 15 minutos

Tiempo de cocción: 52 minutos

Porciones: 4

Ingredientes:

- ¼ de taza de aceite de oliva, dividido
- 4 onzas de seitán sin gluten, picado
- 1/3 de una salchicha vegana ahumada, picada
- 1½ tazas de cebolla picada
- 2 onzas de setas shiitake picadas
- 2 zanahorias grandes, peladas y cortadas en rodajas de ¼ de pulgada (6 mm)
- 2 tallos de apio picados
- 1½ tazas de caldo de verduras, dividido
- 1 cucharadita de humo líquido
- 3 latas (cada una de 15 onzas) de alubias blancas de su elección, escurridas y enjuagadas
- 1 lata (14,5 onzas) de tomates cortados en dados, sin escurrir
- 2 cucharadas de pasta de tomate
- 1 cucharada de tamari
- 1 cucharada de pasta de caldo de pollo, o 2 cubos de caldo, desmenuzados
- 2 cucharadas de perejil fresco picado
- 2 cucharaditas de tomillo seco

- ½ cucharadita de romero seco sal y pimienta
- 2 tazas de pan rallado fresco
- ½ taza de migas de panko

Direcciones:

1. Precalentar el horno a 375°f. Calentar 1 cucharada de aceite de oliva en una sartén grande a fuego medio.
2. Añadir el seitán y la salchicha vegana. Cocinar de 4 a 6 minutos, removiendo de vez en cuando, hasta que se doren. Pasar a un plato y reservar.
3. Añadir la cebolla y una pizca de sal a la misma sartén. Cocinar de 5 a 7 minutos hasta que esté translúcida. Transfiera a la misma placa.
4. Añada los shiitakes, las zanahorias y el apio a la sartén y cocínelos durante 2 minutos. Añadir 1 cucharada de caldo de verduras y el humo líquido. Cocinar de 2 a 3 minutos, removiendo hasta que el líquido se absorba o se evapore.
5. Vuelva a poner el seitán y las cebollas en la sartén y añada las judías, los tomates, la pasta de tomate, el tamari, el caldo, el perejil, el tomillo, el romero y el caldo restante.
6. Cocinar durante 3 o 4 minutos, removiendo para combinar. Sazonar con sal y pimienta al gusto y transferir a una cacerola grande.
7. Mezcle el pan fresco rallado, el panko rallado y las 3 cucharadas de aceite de oliva restantes en un bol pequeño. Esparcir uniformemente sobre la mezcla de

alubias. Hornee entre 30 y 35 minutos hasta que las migas estén doradas.

Nutrición: Calorías: 636 Carbohidratos: 68g Grasas: 30g Proteínas: 21g

29. Minestrón de alubias

Tiempo de preparación: 15 minutos

Tiempo de cocción: 36 minutos

Porciones: 6

Ingredientes:

- 1 cucharada de aceite de oliva
- 1/3 de taza de cebolla roja picada
- 4 dientes de ajo, rallados o prensados
- 1 puerro, partes blancas y verdes claras, recortadas y picadas (aproximadamente 4 onzas)
- 2 zanahorias, peladas y picadas (unas 4 onzas)
- 2 costillas de apio, picadas (unas 2 onzas)
- 2 calabazas amarillas, recortadas y picadas (unas 8 onzas)
- 1 pimiento verde, recortado y picado (unas 8 onzas)
- 1 cucharada de pasta de tomate
- 1 cucharadita de orégano seco
- 1 cucharadita de albahaca seca
- 1/3 de cucharadita de pimentón ahumado
- ¼ de cucharadita de pimienta de cayena, o al gusto
- 2 latas (cada una de 15 onzas) de tomates asados al fuego en dados
- 4 tazas de caldo de verduras, más si es necesario
- 3 tazas de alubias cannellini, u otras alubias blancas
- 2 tazas de farro cocido, u otro grano o pasta integral

- Sal, al gusto
- Espolvoreo de frutos secos y semillas, para decorar, opcional y al gusto

Direcciones:

1. En una olla grande, añada el aceite, la cebolla, el ajo, el puerro, las zanahorias, el apio, la calabaza amarilla, el pimiento, la pasta de tomate, el orégano, la albahaca, el pimentón y la pimienta de cayena.
2. Cocínalo a fuego medio-alto, removiendo a menudo hasta que las verduras empiecen a estar tiernas, unos 6 minutos. Añadir los tomates y el caldo. Llevar a ebullición, bajar el fuego, cubrir con una tapa y cocinar a fuego lento 15 minutos.
3. Añadir las judías y cocer a fuego lento otros 10 minutos. Añadir el farro y cocer a fuego lento 5 minutos más para calentar el farro.
4. Poner más caldo si se prefiere una sopa más fina y ajustar la sazón si es necesario. Si lo desea, añada frutos secos y semillas en cada porción al servirla.

Nutrición: Calorías: 130 Carbohidratos: 24g Grasas: 2g Proteínas: 4g

30. Verduras Alfredo

Tiempo de preparación: 10 minutos

Tiempo de cocción: 20 minutos

Porciones: 4

Ingredientes:

- 1 cebolla picada
- 1 pimiento naranja picado
- 1 pimiento rojo picado
- 1 calabacín
- 1 calabaza de verano
- 1 recipiente (12 oz.) de champiñones
- ½ taza de salsa de queso con nueces de Brasil
- 1 bolsa (10 oz.) de pasta tortellini de espelta
- 1 cucharada de aceite de semilla de uva
- Sal marina al gusto
- 1 cucharadita de orégano
- 2 cucharadas de albahaca fresca picada
- 1 cucharadita de cebolla en polvo
- 1 cucharadita de pimienta de cayena

Direcciones:

1. Cocer la pasta según las instrucciones del paquete. Picar las verduras y reservarlas. Añade aceite a una sartén y añade las verduras.

2. Sazonar con hierbas y condimentos y cocinar durante 2 minutos. Añadir la salsa y la pasta. Mezclar y cocinar durante 1 minuto. Servir.

Nutrición: Calorías: 371 Grasas: 10g Carbohidratos: 56g Proteínas: 11g

SNACKS

31. Bocados energéticos de lentejas

Tiempo de preparación: 15 minutos

Tiempo de cocción: 20-25 minutos

Porciones: 9

Ingredientes:

- 1 taza de agua
- ½ taza de lentejas, enjuagadas y escurridas
- 2 tazas de avena de cocción rápida
- ½ taza de chispas de chocolate sin leche
- ¼ de taza de semillas de cáñamo crudas sin cáscara
- ¼ de taza de granos de girasol
- ¼ de taza de coco rallado sin azúcar
- ½ taza de jarabe de arce (opcional)
- ½ taza de mantequilla de almendras

Direcciones:

1. Combinar el agua y las lentejas en una cacerola grande y llevar a ebullición a fuego alto. Una vez que empiece a hervir, reduzca el fuego a medio-alto y cocine de 20 a 25 minutos, o hasta que las lentejas se ablanden. Todo el agua debe ser absorbida. Dejar que se enfríen.

2. Mezclar la avena, las pepitas de chocolate, las semillas de cáñamo, las semillas de girasol y el coco en un bol grande. Incorpora las lentejas enfriadas.

3. Bata el jarabe de arce (si lo desea) y la mantequilla de almendras hasta que se combinen. Formar la mezcla en treinta y seis bolas y colocarlas en un recipiente de cristal con tapa.

4. Dejar reposar en el frigorífico durante unos 30 minutos. Servir inmediatamente o guardar en la nevera hasta 5 días o en el congelador hasta 6 meses.

Nutrición: Calorías: 245 Grasas: 12,9g Carbohidratos: 25,6g Proteínas: 6,8g

32. Granola crujiente de arce

Tiempo de preparación: 5 minutos

Tiempo de cocción: 25 minutos

Porciones: 4

Ingredientes:

- 2 tazas de copos de avena
- 1 taza de jarabe de arce (opcional)
- ¼ de taza de almendras picadas
- ¼ de taza de nueces picadas
- ¼ de taza de nueces picadas
- 2 cucharadas de semillas de calabaza
- 2 cucharadas de semillas de girasol
- 1 cucharada de semillas de cáñamo
- 1 cucharadita de extracto de vainilla

Direcciones:

1. Calentar el horno a 350ºF (180ºC). Forrar una bandeja para hornear con papel pergamino. Revuelve todos los aderezos en un bol grande hasta que estén completamente mezclados.
2. Extienda la mezcla en la bandeja de horno preparada y hornee durante 25 minutos, removiendo la granola a mitad de camino, o hasta que esté ligeramente dorada. Sacar y dejar enfriar de 5 a 10 minutos antes de servir.

Nutrición: Calorías: 557 Grasas: 21,5g Carbohidratos: 85,6g Proteínas: 11,2g

33. Edamame al limón

Tiempo de preparación: 5 minutos

Tiempo de cocción: 5 minutos

Raciones: 2

Ingredientes:

- 2 cucharadas de zumo de limón recién exprimido
- Ralladura de 1 limón
- ¼ de cucharadita de pimienta negra recién molida
- 1/8 de cucharadita de sal rosa del Himalaya (opcional)
- 2 tazas de edamame, sin cáscara

Direcciones:

1. Combine el zumo de limón, la ralladura de limón, la pimienta y la sal (si lo desea) en un bol pequeño. Reservar. Cocer al vapor o hervir el edamame en 5 minutos.

2. Retirar y colocar en un bol grande. Vierta la mezcla de limón sobre el edamame y revuelva hasta que esté completamente cubierto. Sirva caliente.

Nutrición: Calorías: 368 Grasas: 15,1g Carbohidratos: 29,6g Proteínas: 30,2g

34. Nachos de manzana

Tiempo de preparación: 10 minutos

Tiempo de cocción: 0 minutos

Porciones: 4

Ingredientes:

- 1 taza de dátiles Medjool sin hueso
- ½ taza de leche vegetal sin azúcar
- 1 cucharadita de extracto de vainilla
- 1/8 de cucharadita de sal rosa del Himalaya (opcional)
- 4 manzanas Granny Smith, sin corazón y cortadas en rodajas de ¼ de pulgada
- ¼ de taza de nueces picadas
- 2 cucharadas de chips de chocolate negro vegano
- 1 cucharadita de semillas de cáñamo

Direcciones:

1. Triturar los dátiles en un procesador de alimentos hasta que parezcan una pasta. Añada la leche, la vainilla y la sal (si lo desea), y pulse hasta que quede suave. Reservar.
2. En un plato, coloque 1 manzana en rodajas (utilice 1 manzana por ración en platos individuales). Rocía 1 cucharada de salsa de dátiles sobre la manzana.
3. Cubrir con 1 cucharada de nueces picadas, ½ cucharada de chips de chocolate y terminar con ¼ de cucharadita

de semillas de cáñamo. Repetir con el resto de las manzanas y los ingredientes. Servir inmediatamente.

Nutrición: Calorías: 319 Grasas: 8,6g Carbohidratos: 65,1g Proteínas: 3,2g

35. Pretzels blandos

Tiempo de preparación: 15 minutos

Tiempo de cocción: 25 minutos

Porciones: 8

Ingredientes:

- 2¼ cucharaditas de levadura seca activa
- 1 cucharada de azúcar de coco (opcional)
- 1½ tazas de agua caliente
- 2½ tazas de harina de trigo integral
- ¼ de taza de gluten de trigo vital
- 10 tazas de agua
- 2/3 de taza de bicarbonato de sodio
- Sal rosa del Himalaya (opcional)

Direcciones:

1. Mezclar la levadura y el azúcar (si se desea) en el agua tibia y dejar reposar de 10 a 15 minutos. Mezclar la harina y el gluten de trigo en un bol grande. Añadir la mezcla de levadura y remover hasta que esté bien incorporada.
2. Amasar la masa a mano durante 5 minutos. Formar una bola con la masa y colocarla en un recipiente limpio. Tapar y dejar reposar de 50 a 60 minutos para que la masa suba.

3. Precalentar el horno a 450ºF (235ºC). Forrar una bandeja de horno con papel pergamino y reservar. Sacar la masa del bol y cortarla en 8 trozos iguales. Enrollar los trozos en forma de cuerdas, de unos 15 a 18 pulgadas de largo. Formar las cuerdas en forma de pretzels.
4. Vierta el agua en una olla a fuego alto y añada el bicarbonato. Llevar a ebullición y cocinar cada pretzel, uno a la vez, durante 30 a 45 segundos.
5. Colocar los pretzels en la bandeja de horno preparada y hornear de 12 a 14 minutos, o hasta que estén ligeramente dorados. Sazone con sal, si lo desea. Servir calientes.

Nutrición: Calorías: 159 Grasas: 1,7g Carbohidratos: 31,3g Proteínas: 7,2g

36. Bolas de chocolate y almendra

Tiempo de preparación: 15 minutos

Tiempo de cocción: 0 minutos

Porciones: 3

Ingredientes:

- 1 taza de almendras
- 1½ cucharadas de cacao en polvo
- 1 cucharada de jarabe de arce (opcional)
- 1/8 de cucharadita de sal rosa del Himalaya (opcional)
- 10 dátiles Medjool, deshuesados y picados

Direcciones:

1. Procese las almendras con un procesador de alimentos hasta que se conviertan en un polvo áspero y granulado. Añade el resto de los ingredientes y procesa hasta que se mezclen suavemente.
2. Formar bolas de 1½ pulgadas con las manos y servir. Puedes guardar las bolas en la nevera hasta 7 días.

Nutrición: Calorías: 518 Grasas: 24,3g Carbohidratos: 75,8g Proteínas: 12,2g

37. Bocaditos de mantequilla de almendras en 5 minutos

Tiempo de preparación: 5 minutos

Tiempo de cocción: 0 minutos

Porciones: 9 bocados

Ingredientes:

- ½ taza de mantequilla de almendras o de cacahuete
- ½ taza de copos de avena
- 3 cucharadas de jarabe de arce (opcional)
- ¼ de taza de semillas de chía molidas
- 1 cucharada de semillas de calabaza
- 1 cucharada de linaza molida

Direcciones:

1. Pulse todos los ingredientes en un procesador de alimentos hasta que se vean trozos muy pequeños de las semillas. Formar la mezcla en pequeñas bolas con las manos. Servir inmediatamente.

Nutrición: Calorías: 156 Grasas: 10,5g Carbohidratos: 13,3g Proteínas: 6,2g

38. Dip de lima y frijoles negros

Tiempo de preparación: 5 minutos

Tiempo de cocción: 6 minutos

Porciones: 4

Ingredientes:

- 15 1/2 onzas de frijoles negros cocidos
- 1 cucharadita de ajo picado
- ½ lima, exprimida
- 1 pulgada de jengibre rallado
- 1/3 cucharadita de sal
- 1/3 de cucharadita de pimienta negra molida
- 1 cucharada de aceite de oliva

Direcciones:

1. Coge una sartén, añade aceite y cuando esté caliente, añade el ajo y el jengibre y cocina durante 1 minuto hasta que estén fragantes. A continuación, añada las judías, salpíquelas con un poco de agua y fríalas durante 3 minutos hasta que estén calientes.
2. Sazona las alubias con sal y pimienta negra, rocía con zumo de lima, retira la sartén del fuego y tritura las alubias hasta que la pasta quede suave. Servir el dip con palitos de pan integral o verduras.

Nutrición: Calorías: 374 Grasas: 14 g Carbohidratos: 46 g
Proteínas: 15 g

39. Hummus de remolacha

Tiempo de preparación: 10 minutos

Tiempo de cocción: 60 minutos

Porciones: 4

Ingredientes:

- 15 onzas de garbanzos cocidos
- 3 remolachas pequeñas
- 1 cucharadita de ajo picado
- 1/2 cucharadita de pimentón ahumado
- 1 cucharadita de sal marina
- 1/4 de cucharadita de copos de chile rojo
- 2 cucharadas de aceite de oliva
- 1 limón, exprimido
- 2 cucharadas de tahini
- 1 cucharada de almendras picadas
- 1 cucharada de cilantro picado

Direcciones:

1. Rocíe aceite sobre las remolachas, sazone con sal, luego envuelva las remolachas en un papel de aluminio y hornee durante 60 minutos a 425 grados F hasta que estén tiernas.
2. Cuando esté hecho, deje que la remolacha se enfríe durante 10 minutos, luego pélela y córtela en dados y póngala en un procesador de alimentos.

3. Añadir el resto de los ingredientes y pulsar durante 2 minutos hasta que quede suave, volcar el hummus en un bol, rociar con un poco más de aceite y servir enseguida.

Nutrición: Calorías: 50,1 Grasas: 2,5 g Carbohidratos: 5 g Proteínas: 2 g

40. Hummus de calabacín

Tiempo de preparación: 5 minutos

Tiempo de cocción: 0 minutos

Porciones: 8

Ingredientes:

- 1 taza de calabacín en dados
- 1/2 cucharadita de sal marina
- 1 cucharadita de ajo picado
- 2 cucharaditas de comino molido
- 3 cucharadas de zumo de limón
- 1/3 de taza de tahini

Direcciones:

1. Poner todos los ingredientes en un procesador de alimentos y pulsar durante 2 minutos hasta que esté suave. Poner el hummus en un bol, rociar con aceite y servir.

Nutrición: Calorías: 65 Grasas: 5 g Carbohidratos: 3 g Proteínas: 2 g

RECETAS DE POSTRES

41. Tarta de queso de frambuesa cruda

Tiempo de preparación: 3 horas y 15 minutos

Tiempo de cocción: 0 minutos

Porciones: 9

Ingredientes:

La corteza:

- 2 tazas de almendras
- 1 taza de dátiles frescos, sin hueso
- 1/4 de cucharadita de canela molida

Relleno:

- 2 tazas de anacardos crudos, remojados toda la noche y escurridos
- 14 onzas de moras congeladas
- 1 cucharada de zumo de lima fresco
- 1/4 de cucharadita de jengibre cristalizado
- 1 lata de crema de coco
- 8 dátiles frescos, sin hueso

Direcciones:

1. En su procesador de alimentos, mezcle los ingredientes de la corteza hasta que la mezcla se una; presione la corteza en un molde desmontable ligeramente aceitado.
2. A continuación, mezcle la capa de relleno hasta que esté completamente lisa. Vierta el relleno sobre la corteza, creando una superficie plana con una espátula.
3. Transfiera el pastel a su congelador durante unas 3 horas. Guárdelo en el congelador. Adorne con cáscara de cítricos orgánicos. Buen provecho!

Nutrición: Calorías: 385 Grasas: 22,9 Carbohidratos: 41,1g Proteínas: 10,8g

42. Mini tartas de limón

Tiempo de preparación: 15 minutos

Tiempo de cocción: 0 minutos

Porciones: 9

Ingredientes:

- 1 taza de anacardos
- 1 taza de dátiles sin hueso
- 1/2 taza de copos de coco
- 1/2 cucharadita de anís molido
- 3 limones, recién exprimidos
- 1 taza de crema de coco
- 2 cucharadas de jarabe de agave

Direcciones:

1. Unte un molde para magdalenas con un aceite de cocina antiadherente. Mezcle los anacardos, los dátiles, el coco y el anís en su procesador de alimentos o en una batidora de alta velocidad. Presione la corteza en el molde para magdalenas salpicado.
2. A continuación, mezcla el limón, la crema de coco y el sirope de agave. Vierte la crema en el molde para magdalenas. Guárdalo en el congelador. Buen provecho!

Nutrición: Calorías: 257 Grasas: 16,5 Carbohidratos: 25,4g
Proteínas: 4g

43. Blondies esponjosos de coco con pasas

Tiempo de preparación: 15 minutos

Tiempo de cocción: 25 minutos

Porciones: 9

Ingredientes:

- 1 taza de harina de coco
- 1 taza de harina de uso general
- 1/2 cucharadita de polvo de hornear
- 1/4 de cucharadita de sal
- 1 taza de coco desecado, sin endulzar
- 3/4 de taza de mantequilla vegana, ablandada
- 1 ½ tazas de azúcar moreno
- 3 cucharadas de compota de manzana
- 1/2 cucharadita de extracto de vainilla
- 1/2 cucharadita de anís molido
- 1 taza de pasas, remojadas durante 15 minutos

Direcciones:

1. Caliente el horno a 350 grados F. Unte un molde para hornear con un aceite de cocina antiadherente.
2. Mezclar bien la harina, la levadura en polvo, la sal y el coco. En otro bol, mezclar la mantequilla, el azúcar, el puré de manzana, la vainilla y el anís. Incorporar la

mezcla de mantequilla a los ingredientes secos; remover para combinar bien.

3. Incorporar las pasas. Presiona la masa en el molde para hornear. Hornee en 25 minutos o hasta que esté cuajado en el centro. Coloca el pastel en una rejilla para que se enfríe un poco. Buen provecho!

Nutrición: Calorías: 365 bGrasas: 18,5 Carbohidratos: 49g Proteínas: 2,1g

44. Cuadrados de chocolate fáciles

Tiempo de preparación: 1 hora y 15 minutos

Tiempo de cocción: 0 minutos

Porciones: 20

Ingredientes:

- 1 taza de mantequilla de anacardo
- 1 taza de mantequilla de almendras
- 1/4 de taza de aceite de coco derretido
- 1/4 de taza de cacao crudo en polvo
- 2 onzas de chocolate negro
- 4 cucharadas de sirope de agave
- 1 cucharadita de pasta de vainilla
- 1/4 de cucharadita de canela molida
- 1/4 de cucharadita de clavo de olor molido

Direcciones:

1. Procese todos los ingredientes en su batidora hasta que estén uniformes y suaves. Coloca la masa en una bandeja para hornear forrada con pergamino.
2. Métalo en el congelador durante al menos 1 hora para que se cuaje. Corta en cuadrados y sirve. Buen provecho!

Nutrición: Calorías: 187 Grasas: 13,8g Carbohidratos: 15,1g Proteínas: 2,9g

45. Barras de galletas de chocolate y pasas

Tiempo de preparación: 15 minutos

Tiempo de cocción: 0 minutos

Porciones: 10

Ingredientes:

- 1/2 taza de mantequilla de cacahuete
- 1 taza de sirope de agave
- 1 cucharadita de extracto puro de vainilla
- 1/4 de cucharadita de sal kosher
- 2 tazas de harina de almendra
- 1 cucharadita de bicarbonato de sodio
- 1 taza de pasas
- 1 taza de chocolate vegano, cortado en trozos

Direcciones:

1. Mezclar la mantequilla de cacahuete, el sirope de agave, la vainilla y la sal en un bol. Añade poco a poco la harina de almendras y el bicarbonato y remueve para combinarlos.
2. Añadir las pasas y los trozos de chocolate y volver a remover. Congela durante unos 30 minutos y sirve bien frío. Que aproveche!

Nutrición: Calorías: 267 Grasas: 2,9g Carbohidratos: 61,1g
Proteínas: 2,2g

46. Tarta de nueces y bayas

Tiempo de preparación: 15 minutos

Tiempo de cocción: 0 minutos

Porciones: 8

Ingredientes:

La corteza:

- 1 ½ tazas de nueces molidas
- 2 cucharadas de jarabe de arce
- 1/4 de taza de cacao crudo en polvo
- 1/4 de cucharadita de canela molida
- Una pizca de sal gruesa
- Una pizca de nuez moscada recién rallada

Capa de bayas:

- 6 tazas de bayas mixtas
- 2 plátanos congelados
- 1/2 taza de sirope de agave

Direcciones:

1. En su procesador de alimentos, mezcle los ingredientes de la corteza hasta que la mezcla se una; presione la corteza en un molde para hornear ligeramente aceitado.
2. A continuación, mezcle la capa de bayas. Vierta la capa de bayas sobre la corteza, creando una superficie plana

con una espátula. Transfiera el pastel a su congelador durante unas 3 horas. Guarde en su congelador. Buen provecho!

Nutrición: Calorías: 244 Grasas: 10,2g Carbohidratos: 39g Proteínas: 3,8g

47. Bolas de chocolate de ensueño

Tiempo de preparación: 45 minutos

Tiempo de cocción: 0 minutos

Porciones: 8

Ingredientes:

- 3 cucharadas de cacao en polvo
- 8 dátiles frescos, deshuesados y puestos en remojo durante 15 minutos
- 2 cucharadas de tahini, a temperatura ambiente
- 1/2 cucharadita de canela molida
- 1/2 taza de chocolate vegano, cortado en trozos
- 1 cucharada de aceite de coco, a temperatura ambiente

Direcciones:

1. Añada el cacao en polvo, los dátiles, el tahini y la canela al bol de su procesador de alimentos. Procesa hasta que la mezcla forme una bola.
2. Porcionar la masa en bolas de 1 onza utilizando una cuchara para galletas. Enrolla las bolas y refrigéralas durante al menos 30 minutos.
3. Mientras tanto, calienta el chocolate en el microondas hasta que se derrita; añade el aceite de coco y bate para combinarlo bien.

4. Sumerja las bolas de chocolate en la cobertura y guárdelas en el frigorífico hasta el momento de servirlas. Buen provecho!

Nutrición: Calorías: 107 Grasas: 7,2g Carbohidratos: 10,8g Proteínas: 1,8g

48. Macarrones de última hora

Tiempo de preparación: 15 minutos

Tiempo de cocción: 11 minutos

Porciones: 10

Ingredientes:

- 3 tazas de copos de coco, endulzados
- 9 onzas de leche de coco enlatada, endulzada
- 1 cucharadita de anís molido
- 1 cucharadita de extracto de vainilla

Direcciones:

1. Caliente su horno a 325 grados F. Forre las bandejas de galletas con papel pergamino. Combine a fondo todos los ingredientes hasta que todo esté bien incorporado.
2. Utilice una cuchara para galletas para dejar caer montones de la masa en las bandejas de galletas preparadas. Hornea durante unos 11 minutos hasta que estén ligeramente doradas. Buen provecho!

Nutrición: Calorías: 125 Grasas: 7,2g Carbohidratos: 14,3g Proteínas: 1,1g

49. Ratafias a la antigua

Tiempo de preparación: 15 minutos

Tiempo de cocción: 15 minutos

Porciones: 8

Ingredientes:

- 2 onzas de harina común
- 2 onzas de harina de almendra
- 1 cucharadita de polvo de hornear
- 2 cucharadas de compota de manzana
- 5 onzas de azúcar en polvo
- 1 ½ onzas de mantequilla vegana
- 4 gotas de esencia de ratafía

Direcciones:

1. Caliente el horno a 330 grados F. Forre una bandeja para galletas con papel pergamino. Combina bien todos los ingredientes hasta que todo esté bien incorporado.
2. Utilice una cuchara para galletas para dejar caer montones de la masa en la bandeja de galletas preparada. Hornea durante unos 15 minutos hasta que estén ligeramente doradas. Buen provecho!

Nutrición: Calorías: 272 Grasas: 16,2g Carbohidratos: 28,6g Proteínas: 5,8g

50. Arroz con leche de jazmín con albaricoques secos

Tiempo de preparación: 15 minutos

Tiempo de cocción: 0 minutos

Porciones: 4

Ingredientes:

- 1 taza de arroz jazmín, enjuagado
- 1 taza de agua
- 1 taza de leche de almendras
- 1/2 taza de azúcar moreno
- Una pizca de sal
- Una pizca de nuez moscada rallada
- 1/2 taza de albaricoques secos picados
- 1/4 de cucharadita de canela en polvo
- 1 cucharadita de extracto de vainilla

Direcciones:

1. Ponga el arroz y el agua en una cacerola. Tape la cacerola y hierva el agua. Ajusta el fuego a bajo; cocina a fuego lento durante otros 10 minutos hasta que se absorba toda el agua.
2. A continuación, añada el resto de los ingredientes y remueva para combinarlos. Deje que se cocine a fuego lento durante 10 minutos más o hasta que el pudín se haya espesado. Buen provecho!

Nutrición: Calorías: 300 Grasas: 2,2g Carbohidratos: 63,6g Proteínas: 5,6g

CONCLUSIÓN

L a dieta basada en plantas es una de las más populares por muchas razones. Es fácil de seguir, puede ser saludable y aportarle una serie de beneficios positivos, y las personas que siguen una dieta basada en plantas son más saludables en general. Sin embargo, hay muchos conceptos erróneos en torno a esta dieta que pueden disuadirte de probarla por ti mismo. Es posible que pienses: "¿qué puedo comer?" o "¿conseguiré suficientes proteínas?" o el clásico "nunca podría ser vegano". Pues bien, vas a descubrir algunos de los mitos más comunes sobre la dieta basada en plantas y por qué son completamente falsos.

La base principal de una dieta basada en plantas es la fruta y la verdura, lo cual no es necesariamente cierto. No hay ningún alimento que esté fuera de los límites de una dieta basada en plantas, así que puedes comer toda la carne que quieras si decides hacerlo (pero definitivamente hay razones para no hacerlo si vas a cambiar tu estilo de vida a largo plazo).

Es necesario comer carne para tener una buena nutrición - esta es una idea errónea común sobre la dieta basada en plantas. Hoy en día, la mayoría de las veces se basa en hechos obsoletos con investigaciones antiguas que dicen que las personas que siguen una dieta basada en plantas obtienen menos nutrición que las que no lo hacen. En realidad, hay muchos factores que pueden afectar a tu salud y a tu capacidad de llevar una vida sana. Por ejemplo: los alimentos procesados, el azúcar, los carbohidratos refinados y comer en restaurantes de comida rápida para mucha gente no tienen ninguna relación con el estado de salud/la longevidad y pueden estar más relacionados con el sobrepeso o la obesidad que con vivir más tiempo/estar más sano sólo con la dieta.

La dieta basada en plantas se limita a las verduras y las frutas, lo que también es poco cierto. Este concepto erróneo proviene de otro hecho obsoleto. Las primeras investigaciones demostraron que el cuerpo no necesita proteínas animales (carne o huevos) para obtener la mayoría de los aminoácidos esenciales necesarios para la vida humana. Sin embargo, con más investigaciones, se ha descubierto que los seres humanos realmente necesitan subcategorías de carne como el pescado, las aves de corral, la leche y los productos lácteos, así como los huevos y otros alimentos como las patatas y las legumbres (frijoles/legumbres) también para estar sanos. Pero esta es una discusión totalmente diferente.

CPSIA information can be obtained
at www.ICGtesting.com
Printed in the USA
BVHW090325220621
610126BV00012B/2967